corps-âme-esprit

DANS LA MÊME COLLECTION

[*Corps-Âme-Esprit*] par un protestant
par un catholique
par un musulman
par un juif
par un bouddhiste
par un philosophe

CHEZ LE MÊME ÉDITEUR

MICHEL FROMAGET,
– *Modernité et Désarroi – ou l'Âme privée d'Esprit*, 2007
– *Les trois visages de l'Amour – Eros, Philia, Agape*, 2018.

Placide Deseille

[corps-âme-esprit]
par un orthodoxe

Éditions Le Mercure Dauphinois

4, rue de Paris 38000 Grenoble – France
Tél. 04 76 96 80 51
E-mail : lemercuredauphinois@wanadoo.fr
Site : lemercuredauphinois.fr
ISBN : 978-2-913826-38-0

L'ANTHROPOLOGIE CHRÉTIENNE SELON LA TRADITION ORTHODOXE

Dans l'Église orthodoxe, la pensée théologique est profondément enracinée dans l'enseignement des Pères de l'Église, c'est-à-dire des auteurs chrétiens des premiers siècles, le plus souvent de saints évêques, qui ont été reconnus comme des témoins particulièrement qualifiés de la tradition reçue des apôtres. Ces Pères avaient eu en effet le souci primordial de transmettre fidèlement le dépôt qui leur avait été ainsi confié. Mais leur fonction n'était pas simplement répétitive. En même temps qu'ils comptaient souvent parmi les plus remarquables intelligences de leur temps, ils étaient de grands spirituels, et ils avaient assimilé et intériorisé la doctrine dont ils étaient porteurs ; leur parole jaillissait en quelque sorte du trop-plein de leur cœur, nourrie de leur propre expérience de Dieu. C'est à la lumière de ces enseignements que la théologie orthodoxe, aujourd'hui encore, s'efforce d'apporter des réponses à des questions nouvelles.

Il est difficile de parler de « l'anthropologie des Pères de l'Église », car chacun d'eux a sa manière propre de formuler la conception chrétienne de l'homme. On peut seulement tenter de dégager quelques constantes et d'expliciter quelques présupposés communs, en restant conscient de la part d'arbitraire que comporte inévitablement ce genre d'entreprise.

La tâche est d'autant plus délicate que les Pères, témoins et agents de la rencontre entre le message biblique et la culture « européenne » des chrétientés issues du paganisme, utilisaient avec souplesse et liberté des concepts et une terminologie empruntés au monde hellénistique, pour exprimer une doctrine qui, sur des points essentiels, était en contradiction avec les systèmes philosophiques qui avaient créé ce langage. Il faut alors faire l'effort de discerner, sous l'écorce des mots et des formules, la pensée véritable qu'ils peuvent traduire et voiler en même temps.

L'homme selon la Bible et selon les philosophes

Les Pères de l'Église héritaient de la Bible une conception de l'homme qui mettait fortement l'accent sur son unité. Les écrivains bibliques n'avaient aucune notion d'une substance intellectuelle dépouillée de toute matière. Ils ignoraient la distinction grecque entre le corps et l'âme, entre la matière et l'esprit. La Bible hébraïque emploie ordinairement trois termes pour désigner les composantes de l'être humain : *néphesh* (âme), *basar* (chair), *rouah* (esprit). Le premier de ces termes désignait originellement la gorge, puis, par dérivation, la respiration ; il en est venu ensuite à signifier la vie, puis l'être vivant envisagé comme un tout. Assez tardivement, et surtout dans le Nouveau Testament, est apparue l'idée que l'âme constitue l'essentiel de la personne humaine, qu'elle ne meurt pas avec le corps, et que celle des justes va auprès de Dieu, dans l'attente de la résurrection qui, à la fin des temps, reconstituera l'unité indestructible de l'être humain. Le terme de *basar* signifie moins le corps que l'homme tout entier envisagé dans sa faiblesse et sa fragilité de créature. Celui de *rouah* désigne le « souffle » : la *rouah* de Dieu, c'est d'abord le vent, considéré comme instrument privilégié de la puissance divine, porteur de la parole créatrice ; c'est aussi le souffle de vie qui anime tout être vivant, souffle qui vient de Dieu et s'échappe au moment de la mort, et que l'on ne peut considérer comme un élément constitutif et stable du composé humain. Quand la Bible parle de « l'esprit de l'homme », *rouah* est alors presque synonyme de *néphesh* ; mais cet esprit de l'homme apparaît toutefois plutôt comme l'aspect de la *néphesh* sous lequel elle s'ouvre à l'irruption de l'esprit de Dieu. Chez les prophètes, puis plus tard dans le Nouveau Testament, cette effusion de l'esprit de Dieu dans l'homme devient le moyen d'un renouvellement intérieur, d'une transformation spirituelle de tout l'être. De longs développements seraient évidemment nécessaires pour analyser d'une façon plus précise cette conception hébraïque de l'homme, qui ne pouvait être que très sommairement esquissée ici.

Très différentes étaient les doctrines que les Pères de l'Église allaient rencontrer dans le monde grec. Parmi les systèmes philosophiques auxquels ils furent confrontés, celui avec lequel ils pouvaient se sentir le plus d'affinités était le platonisme, prolongé, durant l'Antiquité tardive, par le moyen-platonisme et le néoplatonisme, fondé par Plotin. Cependant, quelle que soit l'élévation spirituelle de la pensée de ces philosophes, elle se situait aux antipodes des conceptions bibliques. Elle oppose radicalement un monde intelligible et immatériel au monde sensible et matériel. Nous lisons, par exemple, dans la quatrième *Ennéade* de Plotin :

« *Le divin Platon a dit sur l'âme beaucoup de belles choses ; en plusieurs endroits de ses traités, il a parlé de sa venue en ce monde, et nous avons l'espoir d'en tirer quelque chose de clair. Que dit donc ce philosophe ? Il apparaîtra qu'il ne dit pas toujours la même chose, de manière qu'on puisse voir facilement son intention. Mais toujours il garde le mépris du sensible et reproche à l'âme son union avec le corps ; il dit qu'elle est dans une prison, qu'elle est en lui comme dans un tombeau et que, dans les mystères, on prononce une grande parole en disant que l'âme est en prison. La caverne, chez lui, comme l'antre chez Empédocle, signifie, me semble-t-il, notre monde, où la marche vers l'intelligence, dit-il, est pour l'âme la délivrance de ses liens et l'ascension hors de la caverne. Dans le Phèdre, la perte de ses ailes est la cause de son arrivée ici-bas ; elle remonte ; puis l'achèvement de la période la ramène ici. Ce sont des jugements, ou un tirage au sort, ou un hasard, ou une nécessité, qui envoient ici d'autres âmes. Ainsi, d'après tous ces passages, la venue de l'âme dans le corps est chose répréhensible*[1]. »

Dans les premiers siècles du christianisme, certains penseurs chrétiens, qui se situaient en marge de l'Église ou en avaient été exclus, avaient tenté une acculturation hardie du message biblique dans ce monde hellénistique. L'ensemble des doctrines qu'ils ont élaborées est désigné sous l'appellation de gnosticisme. Multiples, très complexes, ces systèmes professaient tous un dualisme fondé sur l'opposition de l'esprit et de la matière, de l'âme et du corps, celui-ci étant fortement déprécié.

Si l'on s'en tient aux traits essentiels du gnosticisme, en faisant abstraction des mythologies étranges imaginées par les divers systèmes. Sous sa forme la plus simple, il enseignait que certains hommes – les spirituels ou « pneumatiques » (du grec *pneuma*, esprit) – possédaient une âme de nature divine qui, à l'origine, avait fait partie d'un monde spirituel, le « Plérôme » (terme grec qui signifie « plénitude »), d'où ces âmes étaient déchues à la suite d'une faute. Cette chute avait eu pour conséquence leur liaison avec un corps, dont elles devraient se libérer par l'ascèse et par une prise de conscience expérimentale (*gnosis*, connaissance) de leur nature divine, qui leur permettrait de retrouver leur place dans le Plérôme. D'autres hommes, les « hyliques » (de *hylè*, matière), étant dépourvus de cet élément divin, ne pouvaient qu'être livrés aux mauvais penchants de la matière et être inéluctablement condamnés. Dans un tel contexte, il ne pouvait être question d'une véritable incarnation du Verbe divin ; le Christ n'était qu'un élément du Plérôme (un *éon*, selon la terminologie gnostique), non déchu, qui aurait revêtu l'apparence d'un corps pour venir en ce monde enseigner et illuminer les spirituels, et les aider à regagner le Plérôme.

Ces doctrines gnostiques, qui ont laissé des traces dans plusieurs évangiles apocryphes, comme l'*Évangile de Thomas*, et qui nous sont connues par divers traités, dont une cinquantaine a été retrouvée en Égypte, à Nag Hammadi, en 1945, ont en commun, pour la plupart, une conception selon laquelle le monde spirituel n'a pas été créé librement par Dieu, mais émane nécessairement du Principe suprême selon une gradation descendante, les êtres qui le composent étant tous cependant de nature « divine » ; quant au monde matériel, œuvre d'un démiurge distinct du Dieu suprême, il est essentiellement mauvais. Les hommes ne sont pas bons ou mauvais en vertu de choix libres de leur part, mais leurs tendances et leur conduite sont prédéterminées par leur nature même. Nous sommes en présence d'une inculturation parfaite au monde hellénistique, mais tout le mystère chrétien du salut par l'incarnation rédemptrice du Christ est évacué…

En face des doctrines platoniciennes et gnostiques, les Pères de l'Église ont vigoureusement réagi pour défendre l'enseignement reçu des apôtres dans toute son intégrité.

Un dualisme orthodoxe

Les Pères sont étrangers à tout dualisme opposant l'intelligible à la matière. Mais ils distinguent toutefois, en ce qui concerne l'univers matériel et l'homme, deux états successifs : leur condition actuelle, historiquement marquée par le péché, et leur condition eschatologique, qui sera celle de la création transfigurée par l'effusion plénière des énergies de l'Esprit-Saint, lors du retour du Christ et de la Résurrection générale, à la fin des temps.

C'est cette condition finale de l'univers qui était première dans le dessein de Dieu. C'est elle que Dieu avait en vue en créant l'homme, et tout progrès dans la vie spirituelle peut être envisagé comme une restauration graduelle de cette « vraie nature » de l'homme, et comme un avant-goût et une préfiguration de cette gloire à venir.

Dans sa condition actuelle, l'homme est soumis à un certain nombre de servitudes que Dieu a disposées dans sa sagesse pour rendre possible l'épreuve de sa liberté, et qui ont été aggravées à la suite de la faute des premiers parents, par laquelle le péché et la mort sont entrés dans le monde. Le corps de l'homme est présentement un corps « animal » ou « psychique », selon l'expression de l'apôtre Paul (cf. 1 *Cor.*, 15, 44). Il est soumis à la « corruption », c'est-à-dire revêtu de ce que les Pères appellent, par allusion à une expression du livre de la Genèse (1 *Gen.*, 3,21), les « tuniques de peau », signifiant par là le besoin de se nourrir, de se reproduire sexuellement, le fait d'être sujet à la souffrance, à la mort et à la décomposition. Ses facultés sensibles, non seulement recherchent spontanément les sensations agréables, le plaisir, et repoussent et fuient les sensations désagréables et la douleur, mais elles le font d'une manière déréglée, sans égard au bien réel de l'homme et de la société humaine.

Après la Résurrection, le corps de l'homme sera un corps « spirituel », c'est-à-dire dont le principe de vie sera l'énergie même de l'Esprit-Saint, et « glorieux », c'est-à-dire transfiguré par le resplendissement de la lumière increéée. Il sera réuni à l'âme, elle-même illuminée et divinisée par cette lumière. Dans cette condition eschatologique, les hommes garderont leur personnalité, ils ne seront pas absorbés dans un « grand Tout » divin, mais ils vivront dans une totale communion avec Dieu et entre eux, étant tous vivifiés par le même Esprit-Saint qui consumera en eux toute opacité et tout attachement à l'*ego*. Au IVe siècle, dans le désert de Scété en Égypte, un maître spirituel remarquable à beaucoup d'égards, mais parfois téméraire dans ses opinions théologiques, Évagre le Pontique, avait émis l'idée, dans une *Lettre* à sainte Mélanie l'Ancienne, que dans la béatitude éternelle, les élus seraient absorbés en Dieu « comme une goutte d'eau dans la mer ». Macaire d'Égypte apporta la rectification suivante :

« *Il en sera comme lorsque vous jetez une aiguille dans le feu, et qu'elle change de couleur et se transforme en feu, bien que la nature du fer ne soit pas supprimée, mais subsiste. De la même façon, tous les membres ressuscitent lors de la Résurrection, et pas un cheveu ne sera perdu, comme il est écrit* (Lc, 21, 18)*; mais tous deviennent translucides, tous sont plongés dans la lumière et dans le feu* (divins) *et sont transformés. Mais ils ne se dissolvent pas, comme certains le prétendent, et ne deviennent pas du feu, leur nature cessant de subsister. Car Pierre reste Pierre, Paul reste Paul, et Philippe reste Philippe. Chacun reste dans sa nature et dans sa personne, rempli de l'Esprit. Mais si tu dis que la nature se dissout, il n'y a plus de Pierre ni de Paul, mais partout et de tous les côtés, il n'y a plus que Dieu. Et dans ce cas, ceux qui vont dans la géhenne ne sentent pas leur châtiment, et ceux qui vont dans le Royaume n'ont pas conscience du bienfait reçu*[2]. »

L'homme créé à l'image de Dieu

Le langage dont usent les Pères de l'Église donnerait parfois l'impression que, comme les platoniciens, ils partagent l'univers entre un monde intelligible et un monde sensible et matériel.

Cependant, si l'on replace de telles expressions dans le contexte global de leurs œuvres, il apparaît que, pour eux, en réalité, la distinction essentielle, ignorée des philosophes grecs, se situe entre l'Incréé et le créé, entre le Créateur et les créatures. C'est une conséquence nécessaire de la doctrine biblique de la création, à laquelle ils adhèrent pleinement. L'univers ne procède pas par une émanation nécessaire d'un Principe suprême situé à son sommet ; il a été créé « de rien » (ex nihilo) par un Dieu transcendant, que ne contraint aucune nécessité interne.

Les Pères, assurément, partagent le monde créé entre un monde intelligible, comprenant les anges et les âmes humaines, et un monde matériel et sensible, qui inclut tous les autres êtres, des animaux aux particules élémentaires. Mais, entre le Dieu unique, seul divin par essence, et les créatures douées d'intelligence, se creuse l'abîme qui sépare l'Incréé du créé.

En rupture avec les thèses platoniciennes et gnostiques (dont il ne serait pas impossible de retrouver des équivalents dans certains courants de pensée actuels), les Pères affirment que les anges et les âmes humaines, tout en ayant une nature intellectuelle, ne sont pas de nature divine ; ils ne possèdent en eux-mêmes aucune parcelle de divinité. Mais ils sont aptes à participer à la nature divine, à être « déifiés », moyennant un libre don de Dieu et le libre consentement de leur volonté. L'homme ne peut trouver son bonheur et atteindre la fin pour laquelle il a été créé que par cette participation ; mais il ne peut la désirer que comme un don entièrement gratuit de Dieu. Cela tient à l'essence même de l'esprit, qui n'a pas simplement une nature régie par la nécessité, comme les êtres non raisonnables, mais qui est doué de liberté. Parce qu'il est esprit, l'homme ne peut entretenir avec Dieu qu'une relation interpersonnelle, qui ne saurait exister que sous le signe de la liberté et de la gratuité.

C'est essentiellement en raison de cette capacité à être divinisé par participation, grâce à la fois au don gratuit que Dieu lui fait de son Esprit-Saint et au consentement de sa liberté, que l'homme peut être dit « à l'image de Dieu ». La présence de cette image se manifeste par la tendance spontanée vers Dieu et vers le bien qui existe en lui et par la liberté de choix qu'il possède, et qui résulte de la non-détermination de sa volonté à l'égard de biens particuliers : l'homme possède en lui-même une ouverture vers l'Infini.

Est-ce l'homme tout entier, corps et âme, qui est à l'image de Dieu, ou seulement l'âme ? Les Pères étaient vivement conscients de l'unité du composé humain, et le dogme de la résurrection corporelle était au cœur de leur foi. Certains, tels saint Irénée de Lyon, n'ont pas hésité à dire que c'est tout l'homme qui est à l'image de Dieu, sans exclure le corps, en raison de leur conception christologique de l'image : c'est le Christ, Verbe incarné, qui est l'image par excellence du Père, et Dieu, en créant l'homme, l'a façonné à l'image du Christ à venir. Il est « à l'image de l'Image ».

D'autres, tenant compte de ce que Dieu, en son essence, est esprit, ont préféré dire que l'image réside formellement dans l'âme, écartant ainsi tout danger d'anthropomorphisme. Mais ils n'excluaient pas totalement le corps de la qualité d'image. Tous, en effet, tenaient que la matière, créée par Dieu, est bonne, et que le corps est apte à participer, à sa manière, à la déification de l'âme. La condition corporelle de l'homme est l'effet d'une disposition providentielle de Dieu, qui l'a placé ainsi entre les deux mondes, intelligible et sensible auxquels il participe, tel un médiateur. Un Basile de Césarée et un Grégoire de Nysse, entre autres, ne cachent pas leur émerveillement devant la beauté de la création matérielle et la perfection du corps humain.

L'âme et le corps

Certains, parmi les Pères, influencés à la fois par les catégories de pensée sémitiques dans lesquelles s'exprimaient les écrivains bibliques et par le stoïcisme répandu dans le monde hellénistique, ont pensé que l'âme était faite d'une « matière subtile », différente de la « matière épaisse » du corps. Mais l'opinion, devenue générale, est qu'elle est parfaitement immatérielle, sans être de nature divine.

On s'exprime souvent comme si l'homme « avait » une âme ; mieux vaut dire qu'il « est » une âme, comme il « est » aussi un corps. L'âme est la partie intelligente et consciente de son être ; en même temps, elle anime et vivifie le corps et, en quelque sorte, programme son développement.

L'Église a rejeté l'opinion d'Origène sur la préexistence des âmes ; celles-ci ne viennent pas « d'ailleurs » dans le corps, mais, selon l'ordre de Dieu, elles viennent à l'existence en même temps que le corps, dès la conception. On note sur ce point des opinions divergentes chez certains Pères latins, et encore chez Thomas d'Aquin, en particulier sous l'influence des écrits d'Aristote ; mais la pensée commune des Pères grecs, et aujourd'hui de l'Église orthodoxe, est que l'embryon, dès l'instant de sa conception (les scientifiques parlent alors de *zygote*), est pleinement un être humain, une personne. Les fêtes liturgiques de l'Annonciation, de la conception de saint Jean Baptiste et de celle de la Mère de Dieu en témoignent.

Les handicapés et les malades mentaux possèdent eux aussi une âme et sont appelés à la divinisation de tout leur être, même si l'état de leur organisme paralyse actuellement l'exercice de leur intelligence. On leur doit, en outre, des égards particuliers, comme aux membres les plus faibles et les plus démunis du Corps du Christ.

Après la mort, l'âme continue à vivre séparée du corps, mais garde un certain lien avec ce corps destiné à ressusciter, comme en témoigne, dans l'Église, la vénération des reliques et les miracles que les saints accomplissent par leur entremise.

Les Pères n'ont jamais admis les doctrines de la transmigration des âmes et de la réincarnation ; l'Écriture sainte et la tradition de l'Église orthodoxe affirment sans équivoque possible que la vie terrestre de l'homme est unique. Elles condamnent également toute tentative de communication avec les défunts par l'intermédiaire de médiums et par les pratiques du spiritisme : « *On ne trouvera chez toi personne qui pratique divination, incantation, mantique ou magie, personne qui use des charmes, qui interroge les spectres ou les esprits, qui consulte les morts : car quiconque fait ces choses est en abomination au Seigneur ton Dieu* » (Deut., 18, 10-12).

Lorsque les textes liturgiques de l'Église orthodoxe parlent des défunts, ils les désignent sous le nom de « ceux qui se sont endormis », faisant ainsi implicitement allusion à la parole du Seigneur au sujet de la mort de Lazare : *Notre ami Lazare dort, je vais aller le réveiller* (Jn, 11, 11). Le nom chrétien des centres funéraires est « cimetière », mot décalqué du grec *koimètèrion*, qui signifie proprement « dortoir ». La mort est un sommeil, un bienheureux repos dans l'attente de la Résurrection. Ce terme de « sommeil » ne signifie pas que les défunts soient inconscients ou inactifs : le recours constant, dans l'Église, à l'intercession des saints qui sont auprès du Christ le marque suffisamment. Le « repos éternel » veut seulement dire que les justes défunts sont libérés de l'agitation, des tracas et des souffrances de la vie terrestre. De même, la « mémoire éternelle » que la liturgie orthodoxe souhaite aux défunts ne signifie pas que ceux-ci ne subsistent plus que dans le souvenir de Dieu ou de leurs proches : cette « mémoire » doit être entendue au sens biblique du mot; son sens est que Dieu veille sans cesse sur les siens, toujours vivants au-delà de la mort, les entourant de son amour et de sa tendresse paternelle. Cependant, selon la pensée commune des Pères, les justes ne jouiront de la béatitude parfaite qu'après la résurrection de leur corps, lors de la Parousie.

Durant la vie présente, parce que la condition humaine porte la marque du péché, l'âme est soumise à l'influence du corps. Ses dispositions dépendent dans une large mesure de celles du corps ; la connaissance intellectuelle elle-même se forme à partir de l'expérience des sens corporels :

« *Lorsque l'âme s'est écartée du précepte pour tomber dans le péché* [...] *elle a aimé les biens corporels et, d'une certaine manière, s'est trouvée faire comme une seule chose avec le corps, devenue chair tout entière, selon la parole : Mon esprit ne demeurera pas dans les hommes, car ils sont chair* (Gen. 6, 3). *Ainsi la malheureuse âme souffre avec le corps, elle est affectée elle-même de tout ce qu'il fait*[3]. »

Le rôle du corps à l'égard de l'âme est loin cependant d'être seulement négatif. Il peut et doit devenir un auxiliaire de l'âme dans son combat spirituel et sa recherche de Dieu. En acquérant les vertus, l'âme rectifie les tendances de la sensibilité et met ses qualités propres au service de l'amour de Dieu et des hommes. Les attitudes et les comportements corporels, s'ils sont déjà vivifiés par l'esprit, contribuent grandement à inscrire dans tout l'être de l'homme et dans son cœur des sentiments et des dispositions – repentir, humilité, adoration – qui, sans eux, risqueraient d'être purement théoriques et abstraits. Et à mesure que l'homme retrouve quelque chose de la « ressemblance » divine, le corps obtient comme un avant-goût de sa transfiguration eschatologique, comme le montrent les manifestations de luminosité corporelle, dès cette vie, rapportées dans la vie de nombreux saints.

Le corps est ainsi, dans la condition présente de l'homme, une réalité ambiguë, à la fois ami et ennemi, comme le confesse de façon émouvante, et non sans quelque humour, saint Jean Climaque :

« *Comment vaincre celui que la nature me porte à aimer ? Comment me libérer de celui auquel je suis lié pour l'éternité ? Comment anéantir ce qui doit ressusciter avec moi ? Comment rendre incorruptible ce qui a reçu une nature mortelle ? Comment opposer de bons arguments à celui qui tient les siens de la nature ? Car il est à la fois un allié et un ennemi, un aide et un rival, un défenseur et un traître. Si je le ménage, il me fait la guerre. Si je l'épuise, il devient sans force. Quand je le laisse tranquille, il se conduit mal. Si au contraire je le tourmente, il ne peut le supporter. Si je le contriste, je suis en danger. Si je lui porte un coup décisif, je n'ai plus de quoi acquérir les vertus. Tout ensemble, je l'embrasse et je me détourne de lui. Quel est donc ce mystère en moi ? Que signifie ce mélange ? Pourquoi suis-je ainsi ami et ennemi de moi-même*[4] *?* »

Corps, âme et esprit

L'homme n'est-il que corps et âme ? L'apôtre Paul n'écrivait-il pas aux Thessaloniciens : « *Que le Dieu de la paix lui-même vous sanctifie totalement, et que votre être entier, l'esprit, l'âme et le corps, soit gardé sans reproche à l'Avènement de notre Seigneur Jésus-Christ* » (1 Thess., 5, 23) ? La structure de l'homme est-elle binaire ou ternaire ? dichotomique ou trichotomique ?

Une première manière d'interpréter la notion ternaire de la structure de l'homme est d'entendre par « esprit » la grâce divine accordée au juste. D'elle-même l'âme humaine tend vers le bien et vers l'union à Dieu, et c'est pourquoi l'homme ne trouve son repos qu'en Dieu. Mais ce désir naturel ne peut être exaucé que par le don de la grâce du Saint-Esprit. Tel est le paradoxe de l'homme : il ne peut être vraiment complet, non mutilé, pourrait-on dire, que s'il possède cette « seconde âme » qui vient se surajouter à sa nature pour en accomplir le vœu le plus profond. Le don de l'Esprit n'est pas un élément constitutif du composé humain ; et cependant l'homme ne peut être un homme complet, conforme au dessein du Créateur, que s'il est corps, âme et Esprit. L'auteur des *Homélies spirituelles* qui nous ont été transmises sous le nom de saint Macaire d'Égypte exposait en ces termes cette conception ternaire du composé humain :

« *De même qu'un corps privé d'une main, d'un pied ou d'un œil, fait un homme mutilé, ainsi l'âme, séparée de l'âme céleste et privée de l'Esprit divin, est mutilée elle aussi... Le Seigneur a jugé bon que le vrai chrétien ait deux âmes, l'une créée et l'autre céleste, provenant de l'Esprit divin. L'homme est ainsi parfait et propre au Royaume des cieux, et il vole, soulevé par les ailes de l'Esprit*[5]. »

Tel est le sens le plus profond du trichotomisme des Pères de l'Église. Mais souvent aussi, les Pères de l'Église entendent par « esprit » l'esprit de l'homme, dont ils ne font pas un troisième élément du composé humain, mais qui correspond, dans leur vocabulaire, à la partie supérieure de l'âme, à sa « fine pointe », qui perçoit intuitivement et goûte les réalités divines lorsqu'elle est illuminée par l'Esprit-Saint. Aucun auteur chrétien orthodoxe n'a jamais admis l'existence d'un esprit de l'homme qui serait une sorte de double subtil ou de « corps astral » tel que l'entendent les adeptes du spiritisme ; quant à l'auréole dont les iconographes et les peintres chrétiens entourent la tête des saints qu'ils représentent, elle veut seulement évoquer le resplendissement de la grâce divine dont ils sont remplis, et elle n'a aucun rapport avec l'aura des sciences occultes.

Le don du Saint-Esprit et la déification de l'homme

Selon la terminologie de certains Pères de l'Église, le troisième terme du ternaire corps - âme-esprit désigne ainsi le don du Saint-Esprit, autrement dit la grâce divine qui, selon la parole de l'apôtre Pierre, nous rend « *participants de la nature divine* » (2 Pierre, 1,4). Un auteur spirituel français du XIXe siècle, bon connaisseur de la pensée des Pères grecs sur ce sujet, la résumait ainsi :

« *La grâce est la vie même de Dieu, communiquée à une âme, non pas en image, si ressemblante que cette image puisse être, mais réellement et en vérité. Par la grâce, nous sommes pénétrés de Dieu, imprégnés de Dieu, nous vivons en lui et de lui, nous participons à sa nature, comme le fer rouge participe à la nature du feu, et, tout en restant fer, devient feu, brillant comme le feu. De là ces expressions si connues et si peu comprises, que, par la grâce, nous sommes « fils de Dieu », « membres de Jésus-Christ » et « dieux nous-mêmes », expressions qui ne sont point de simples figures, mais qui renferment dans leurs insondables profondeurs, des réalités aussi merveilleuses que certaines. Tel est le mystère de la sanctification : par la grâce nous sommes déifiés. C'est la plus grande œuvre de Dieu*[6]. »

Les Pères ont précisé que l'homme participe non à l'« essence » de Dieu, mais à ses « énergies » divines et incréées. Selon leur vocabulaire, dire que l'homme participe à l'essence de Dieu serait en faire une personne de la Sainte-Trinité, comme le Fils et le Saint-Esprit, à qui le Père communique tout ce qu'il est. Lorsque Dieu agit en dehors, si l'on peut s'exprimer ainsi, de sa vie intra-trinitaire, il le fait librement, par des opérations ou énergies dont l'effet est d'abord de donner l'existence aux créatures, puis d'exercer envers elles sa providence. Mais à l'égard de l'homme, l'action divine s'exerce aussi d'une autre manière. Elle ne produit plus alors une réalité créée, mais elle s'unit à l'agir de l'homme, si celui-ci y consent, comme le feu s'unit au fer qu'il rougit et transforme en feu, sans détruire sa nature. Ce n'est là qu'une image très imparfaite, mais que les Pères ont souvent utilisée, la jugeant suffisamment évocatrice. Ce sont les opérations ou énergies (le terme grec *énergeia* peut se traduire par ces deux mots) divines de cette sorte que l'on appelle « grâce » ou « don du Saint-Esprit ». Leur présence dans l'homme lui apporte la lumière et la force nécessaires pour accomplir les préceptes divins, en même temps qu'elle divinise son agir et le fait vivre « dans le Christ ». Le chrétien peut alors dire comme l'apôtre Paul : « *Ce n'est plus moi qui vis, c'est le Christ qui vit en moi* » (Gal., 2, 29).

Toute opération divine dans le monde créé appartient inséparablement aux trois Personnes de la

Trinité, car elles n'ont qu'une même opération, comme elles ont une unique essence. Mais chacune cependant de ces divines Personnes l'exerce selon son mode propre. En ce qui concerne les énergies qui sanctifient l'homme, le Père en est la source première ; le Fils, dont la sainte humanité elle-même, depuis la Résurrection, possède la plénitude de la grâce déifiante, la communique aux hommes à travers cette nature humaine glorifiée, faisant d'eux les membres de son Corps, dont ils reçoivent ainsi la vie divine ; le Saint-Esprit, dont le nom, en hébreu et en grec évoque le souffle et l'inspiration, a de ce fait une affinité particulière avec cette grâce, appelée don du Saint-Esprit, dont le chrétien reçoit les prémices au baptême.

Il convient de préciser que le terme d'« énergies » employé par la théologie orthodoxe doit être interprété dans le contexte qui lui est propre. Il s'agit de l'agir incréé d'un Dieu personnel, et non d'entités semi-divines, intermédiaires entre Dieu et les créatures. Encore moins peut-on confondre ces énergies divines avec les énergies cosmiques, ou avec les énergies psycho-physiques mises en œuvre par certaines médecines nouvelles : les unes et les autres sont purement d'ordre créé.

La liberté de l'homme et la grâce de l'Esprit

Si la déification plénière était accordée à l'homme sans exiger de sa part un long effort spirituel, elle serait seulement subie par lui, elle ne serait pas vraiment son bien. Le don de la grâce ne peut être l'œuvre que de Dieu seul, mais pour que l'homme la fasse véritablement sienne, pour qu'elle devienne véritablement pour lui cette « seconde âme » dont parlait Macaire d'Égypte, il faut que l'homme apporte son concours, fasse des efforts et combatte sans répit, bien que, par eux-mêmes, ces efforts ne puissent être qu'inefficaces. C'est ainsi que le don de l'Esprit-Saint lui sera vraiment approprié, sans qu'il puisse pour autant se glorifier de quoi que ce soit. Écoutons encore Macaire d'Égypte :

« *Sans la volonté de l'homme, Dieu lui-même ne fait rien, bien qu'il le puisse, par respect du libre arbitre*[7]. »

« *L'énergie spirituelle de la grâce divine présente dans l'âme travaille avec beaucoup de patience, de sagesse, et avec une grande et mystérieuse économie envers l'intellect. En outre, elle exige que l'homme combatte avec une grande endurance pendant longtemps. Alors seulement l'œuvre de la grâce apparaît achevée en lui, quand l'emploi de son libre arbitre, abondamment mis à l'épreuve, s'est montré agréable à l'Esprit, et quand la durée en garantit l'authenticité et la persévérance La présence dans l'homme de l'énergie de la grâce de Dieu et le don de l'Esprit, qu'une âme fidèle est jugée digne de recevoir, s'acquièrent par beaucoup de combats, beaucoup de patience, d'endurance, de tentations et d'épreuves, l'usage de la volonté libre devant être mis à l'épreuve par toutes sortes de tribulations. Quand elle n'attriste plus en rien l'Esprit-Saint, mais s'accorde avec la grâce par la pratique de tous les commandements, elle obtient d'être libérée des passions, elle reçoit de l'Esprit la plénitude de l'adoption filiale, de la sagesse qui s'exprime d'une façon mystérieuse* (cf. 1 Cor., 2, 7)*, de la richesse spirituelle et de l'intelligence qui n'est pas de ce monde, dont les vrais chrétiens deviennent participants. Voilà pourquoi ceux-ci diffèrent en tout des hommes qui ont l'esprit du monde* (cf. 1 Cor., 2, 12)*, quelque judicieux, perspicaces et sages qu'ils soient*[8]. »

La sanctification de l'homme est donc le fruit de la coopération (*synergia*) de la liberté humaine et de la grâce divine ; mais la primauté de celle-ci demeure. La divinisation de l'homme ne peut être qu'un libre don de Dieu. L'homme doit s'y disposer et y collaborer, il ne peut rien exiger. Ce primat de la grâce, cette dépendance à l'égard du libre vouloir d'un Dieu personnel, explique que l'on ne trouve pas dans le christianisme, comme c'est le cas dans les religions et les sagesses orientales, de méthodes rigoureuses de méditation et de vie spirituelle, qui seraient censées conduire infailliblement à une expérience d'immersion dans l'Absolu, si elles sont pratiquées avec exactitude. Ce serait se méprendre complètement sur la nature et la portée de la méthode hésychaste de prière et de la pratique de la prière de Jésus, que d'y voir un yoga ou un zen chrétiens.

De l'image divine à la ressemblance

L'image de Dieu est, dans l'homme, une réalité essentiellement dynamique. Même restaurée par le don de l'Esprit-Saint reçu au baptême, elle n'est encore qu'un germe de déification que l'homme doit développer en apportant sa libre coopération à la grâce, en s'efforçant de résister aux tendances mauvaises que le baptême a laissé subsister en lui. Assurément, la grâce de l'Esprit-Saint est déjà présente et efficace, mais son action reste secrète et l'homme a l'impression de lutter seul et d'avancer à la force du poignet, faisant l'expérience de sa faiblesse et de sa fragilité. S'il persévère néanmoins dans son effort, l'Esprit-Saint en viendra à prendre, en quelque sorte, l'initiative dans sa vie spirituelle, développant en lui une sensibilité spirituelle et des instincts divins qui l'inciteront à bien agir avec liberté et spontanéité, sans réflexions ni délibérations laborieuses, comme en vertu d'une seconde nature. Ce passage correspond à ce que les auteurs latins du Moyen Âge appelleront, dans un autre contexte théologique, la transition de la pratique des vertus infuses au régime des dons du Saint-Esprit. L'image s'est alors épanouie en ressemblance, comme le décrit Diadoque de Photicé :

« *Par le baptême de la régénération, la sainte grâce nous confère deux biens, dont l'un surpasse infiniment l'autre. Elle nous octroie immédiatement le premier ; car elle nous renouvelle dans l'eau même et fait briller tous les traits de l'âme, c'est-à-dire l'image de Dieu, en effaçant en nous toute ride du péché. Quant à l'autre, elle attend notre concours pour le produire : c'est la ressemblance. Quand donc l'intellect a commencé de goûter, dans un sentiment profond, la bonté de l'Esprit-Saint, alors nous devons savoir que la grâce commence à peindre, pour ainsi dire, la ressemblance par-dessus l'image. De même, en effet, que les peintres tracent tout d'abord avec une seule couleur l'esquisse du portrait, et que, faisant fleurir peu à peu une couleur sur l'autre, ils conservent jusqu'aux cheveux mêmes l'aspect du modèle, de même aussi la grâce de Dieu commence, dans le baptême, par refaire l'image de qu'elle était quand l'homme fut créé. Puis, quand elle nous voit aspirer de tout notre vouloir à la beauté de la ressemblance et nous tenir nus et sans exaltation dans son atelier, alors, faisant fleurir vertu sur vertu et élevant la beauté de l'âme de splendeur en splendeur, elle lui acquiert la marque de la ressemblance*[9]. »

L'individu et la personne

La distinction entre « individu » et « personne », couramment utilisée par les théologiens et les auteurs orthodoxes contemporains, n'a pas été formulée explicitement par les Pères de l'Église ; elle découle néanmoins de leurs enseignements sur l'homme et sur le mystère de la Sainte Trinité.

Les êtres qui ne possèdent qu'une nature sensible et matérielle n'existent qu'en tant qu'individus d'une espèce donnée. L'individu, comme tel, se différencie des autres par « ce qu'il a », par la portion de matière animée qui le constitue et par les traits distinctifs qui le marquent dans sa singularité. Il ne possède pas de destinée personnelle et éternelle, étant tout entier périssable.

Si l'homme n'était qu'un être doué de sensibilité, mais dépourvu de raison, l'humanité ne serait qu'un rassemblement d'individus, régis par l'instinct et soumis à la loi de la jungle. Mais parce qu'il est aussi une âme, douée d'intelligence, il n'est pas seulement un individu : il est aussi une personne, laquelle diffère d'autrui non par « ce qu'elle a » et que les autres n'ont pas, mais, si l'on peut s'exprimer ainsi, par « qui elle est ». À l'image des Personnes de la Sainte Trinité, chaque personne humaine, en tant que telle, se différencie des autres, non par ce qu'elle est et par ce qu'elle possède en propre, mais en étant un sujet capable de posséder, selon son mode personnel, ce qui est commun à tous. La personne est essentiellement un être de communion. Assurément, les personnes humaines ne peuvent être strictement « consubstantielles » les unes aux autres, comme les Personnes de la Trinité, car elles n'ont pas une essence numériquement une ; il existe cependant entre elles une unité ontologique réelle, qui rend compte à la fois de la solidarité de tous les hommes avec le péché des premiers parents, et du fait que le Christ, en s'incarnant et en assumant une nature humaine concrète et particulière, a cependant assumé en même temps, d'une certaine façon, la nature humaine en sa totalité, assurant ainsi l'universalité du salut procuré par sa mort et sa résurrection. Pour les Pères, l'humanité entière, parce qu'elle est composée de personnes et n'est pas simplement une collection d'individus, constitue une seule image de Dieu, une unique « brebis perdue » que le Bon Pasteur est venu chercher afin de la ramener sur ses épaules parmi les chœurs angéliques, pour reprendre une image de Grégoire de Nysse.

Tout être humain possède la dignité de personne et a une destinée éternelle, sans distinction de race, de sexe ni de condition : le handicapé, l'être taré, l'embryon humain lui-même, tout autant que le plus grand génie. Cependant, le péché tend toujours à rabaisser l'homme au rang d'individu, à le rendre « semblable aux animaux », selon la parole du psalmiste (Ps. 48, 13), et c'est seulement lors de la Résurrection glorieuse à la fin des temps que se réalisera dans toute sa plénitude sa qualité de personne.

Les fonctions de l'âme

Chaque homme n'a qu'une seule âme, mais celle-ci remplit diverses fonctions, dont la première est d'animer le corps, d'en faire un vivant et de présider à son organisation si complexe. D'autre part, en s'inspirant à la fois de certaines données de l'Écriture sainte, de la tradition philosophique grecque et de leur propre expérience, les Pères ont distingué diverses fonctions ou parties de l'âme.

En schématisant leur pensée et en faisant abstraction des nombreuses divergences de détail que l'on rencontre chez les divers auteurs, ou parfois chez le même dans des contextes différents, on peut distinguer dans l'âme trois parties.

Les deux premières correspondent à l'aspect sensible et passible de l'âme (*pathétikon*) ; ce sont l'« appétit concupiscible » (*épithymetikon* ou *épithymia*), qui est le siège des deux passions fondamentales, le désir (quand un bien est absent) et le plaisir (quand un bien sensible est présent), et la « partie irascible » (*thymikon*), dont les passions fondamentales sont la crainte, la colère et la tristesse.

Ces passions ne sont pas mauvaises en elles-mêmes. Les Pères diront même que la « vraie nature » du concupiscible l'incite à désirer les délectations d'ordre spirituel et le bonheur de l'union à Dieu, et que celle de l'irascible est de lutter contre tout ce qui s'oppose à ces biens spirituels, et particulièrement contre les démons. C'est en les détournant vers le sensible et la recherche des satisfactions de l'*ego* que l'homme en a fait le siège des passions mauvaises, lesquelles sont, pour le concupiscible, la gourmandise, la luxure, l'amour de l'argent, la vaine gloire et l'orgueil ; pour l'irascible, la mauvaise tristesse, la rancune, l'envie, la jalousie, la colère, la cruauté, l'acédie.

La troisième partie de l'âme ou partie raisonnable (*logistikon*) est souvent identifiée à l'intellect (*noûs*). Elle est le siège de notre faculté de connaissance intellectuelle. Alors que nos sens corporels la vue, – l'odorat, l'ouïe, le goût, le toucher – ne nous font jamais percevoir que des objets matériels particuliers, l'intellect, parce qu'il est immatériel, est la faculté de l'universel ; il nous permet de connaître soit l'essence des choses sensibles, soit des réalités qui échappent complètement à la perception des sens corporels.

Mais l'intellect peut connaître son objet de deux façons. Il peut le connaître en l'analysant, en l'expliquant par ses causes, en raisonnant et en tirant des conclusions ; c'est la « connaissance discursive ». Mais il peut aussi le connaître par une sorte d'instinct et d'inspiration qui, dans le domaine profane, rendra l'homme sensible à un art, à la beauté et à la vérité, ou qui lui permettra d'exercer une activité artisanale ou autre, d'une façon quasi instinctive, sans passer par la médiation des concepts et sans qu'il lui soit besoin de longues réflexions, grâce à une sorte de sensibilité (*aisthèsis*) supérieure, d'ordre intellectuel, mais qui n'a rien à voir avec la raison raisonnante. Dans le domaine proprement spirituel, le *noûs* possède une sensibilité analogue :

« *Un intellect spirituel,* écrit saint Jean Climaque, *est toujours revêtu d'une sensibilité spirituelle. Comme elle est en nous et en même temps n'y est pas, nous ne devons jamais cesser de la rechercher. Et quand elle apparaît, les sens extérieurs cessent d'eux-mêmes leur propre activité. Il savait cela, le sage qui a dit : " Alors tu découvriras un sens divin "* (Prov., 2, 5)[10]. »

En disant qu'« *elle est en nous et en même temps n'y est pas* », Jean Climaque nous laisse entendre que cette sensibilité spirituelle, toujours présente dans l'homme, connaît cependant des modalités diverses et est appelée à se développer ; elle se confond d'abord avec la conscience morale, qui est déjà une connaissance instinctive du bien et du mal ; mais, à mesure que l'âme se purifie et qu'en elle l'image divine devient « ressemblance » sous l'action de l'Esprit-Saint, cette sensibilité s'éveille davantage et permet à l'homme de percevoir la saveur ou le parfum du bien, et, par contraste, la puanteur du mal ; elle lui donne par là même l'élan et la force nécessaires pour agir. La citation du livre des Proverbes, d'après une ancienne version grecque, nous renvoie à la doctrine des « sens spirituels » élaborée par Clément d'Alexandrie et Origène, et reprise par Macaire d'Égypte, Grégoire de Nysse et Diadoque de Photicé. Ces maîtres spirituels, qui comptent parmi ceux qui ont eu le plus d'influence dans les Églises de langue grecque, enseignaient en effet que, de même que « l'homme extérieur » possède cinq sens corporels, l'« homme intérieur », l'« homme caché du cœur » (expression biblique, cf. 1 Pierre, 3, 4), qui s'identifie avec le *noûs*, appelé aussi dans ce contexte esprit (*pneuma*), intelligence (*dianoia*) ou faculté maîtresse (*hégémonikon*) de l'homme, est doué d'une sensibilité (*aisthèsis*) que l'Esprit-Saint éveille en lui et qui le rend réceptif à ses inspirations. L'âme, recueillie à l'intérieur d'elle-même par l'attrait divin, n'est plus atteinte alors par les bruits et les sollicitations du dehors ; c'est en ce sens que, comme le disait Jean Climaque : « *Les sens extérieurs cessent d'eux-mêmes leur propre activité.* »

Une telle psychologie est évidemment fort éloignée des théories généralement reçues dans le monde contemporain. On ne saurait, certes, trouver illogique qu'un psychologue matérialiste et athée ne voie en chaque homme qu'un individu qui serait irrésistiblement dominé par ses pulsions de désir, surtout sexuel, et d'agressivité (qui, chez lui, ne bénéficient pas de la régulation de l'instinct comme chez les animaux), si les interdits posés de l'extérieur par son entourage humain ne le rendaient peu à peu sociable. Dans cette hypothèse, la conscience morale ne pourrait être par ses origines, comme on l'a dit, que « de l'angoisse sociale, et rien de plus ». Tout autre est, selon les Pères, l'origine de la conscience et la source de la morale. Certes, ils étaient conscients de la présence dans l'homme déchu des pulsions déréglées de désir et d'agressivité qui jaillissent de ces deux parties de l'âme qu'ils nommaient le concupiscible et l'irascible, et ils attribuaient à la partie supérieure de l'âme (*noûs*), lorsqu'elle est infectée par le péché, des vices comme la vaine gloire, l'orgueil ou l'insensibilité spirituelle. Mais ils savaient que, parce que l'homme est créé à l'image de Dieu, il existe toujours en lui, peut-être enfoui profondément au fond de son cœur et recouvert par la « rouille » des passions, un sens moral, une aspiration vers le bien que la grâce divine, si elle est appelée par le repentir, peut venir fortifier. C'est sur cette conviction qu'était fondé le solide optimisme de saint Antoine le Grand :

« *Ne craignez pas en entendant parler de vertu, ne vous étonnez pas du nom. Elle n'est pas loin de nous, elle ne se forme pas hors de nous, l'œuvre est en nous, elle est facile, pourvu que nous voulions. Les Grecs voyagent et passent la mer pour étudier les lettres. Nous n'avons pas besoin de voyager pour le Royaume des cieux, ni de passer la mer pour la vertu. Nous devançant, le Seigneur a dit :* Le Royaume des cieux est au-dedans de vous (Lc, 17, 21). *La vertu n'a donc besoin que de notre bon vouloir, puisqu'elle est en nous et se forme de nous. Si l'âme conserve sa partie intelligente conforme à la nature, la vertu se forme. Elle est selon la nature quand elle demeure comme elle a été faite, car elle a été faite belle et droite. Pour l'âme, être droite, c'est avoir l'intelligence selon la nature, comme elle fut créée ; mais lorsqu'elle dévie et se met en distorsion par rapport à la nature, alors on parle de vice de l'âme. La chose n'est donc pas difficile ; si nous demeurons tels que nous avons été faits, nous sommes dans la vertu, mais si nous méditons des choses mauvaises, nous sommes jugés mauvais. Si la chose devait être cherchée au dehors, ce serait difficile, mais, puisqu'elle est en nous, gardons-nous des pensées impures et gardons notre âme au Seigneur, comme ayant reçu un dépôt, afin qu'il reconnaisse son œuvre, la trouvant telle qu'il l'a faite*[11]. »

L'esprit et le cœur

Un certain nombre de Pères de l'Église, influencés par les habitudes de pensée et de langage du platonisme, récusaient tout lien entre le cœur de chair de l'homme et le *noûs*, et interprétaient dans un sens purement métaphorique l'emploi biblique du mot « cœur », dont ils faisaient un simple synonyme de *noûs*. En revanche, une très importante lignée de maîtres spirituels chrétiens, demeurés plus proches du mode de pensée sémitique de la Bible, établissaient un lien entre le cœur, organe physique, et la sensibilité spirituelle dont l'esprit de l'homme est doté. Il convient de citer ici un long passage des *Triades pour la défense des saints hésychastes* de saint Grégoire Palamas, qui montre bien comment les représentants de ce courant, qui a fortement marqué de son empreinte la tradition spirituelle orthodoxe, ont fait le lien entre la doctrine des sens spirituels et le rôle attribué au cœur, en tant qu'organe corporel :

« *Notre âme est une réalité unique, mais possédant des puissances multiples. Elle se sert du corps, qui vit naturellement en conformité avec elle, comme d'un instrument. Mais la puissance de l'âme que nous appelons* « *intellect* »*, de quels instruments se sert-il quand il est en activité ? Tout le monde s'accorde pour le placer au-dedans de nous. Mais certains ont hésité à définir, au sein de nos entrailles, l'organe* *dont il se sert au premier chef. Les uns, en effet, placent l'intellect dans le cerveau, comme dans une sorte d'acropole ; d'autres considèrent que son véhicule est le centre même du cœur et ce qui, dans le cœur, est purifié de l'esprit charnel* (littér. « animal »). *Et, nous-mêmes, nous savons par expérience exacte que notre esprit* (*logistikon,* qui est ici synonyme du *noûs* et de l'esprit de l'homme) *n'est ni au-dedans de nous, comme dans un vase, car il est incorporel, ni à l'extérieur, car il nous est lié, mais qu'il est dans le cœur comme dans son organe. Nous ne le tenons pas d'un homme, mais du Créateur qui, en montrant que ce n'est pas ce qui entre, mais « ce qui sort par la bouche qui souille l'homme* » (Mt, 15, 11), *dit :* " *Car c'est du cœur que viennent les mauvaises pensées* " (Mt, 15, 19). *Et le grand Macaire ne parle pas autrement :* " *Le cœur*, dit-il, *dirige tout l'organisme et, dès que la grâce s'est emparée des espaces du cœur, elle règne sur tous les membres et sur toutes les pensées, car là est l'intellect* (*noûs*) *et toutes les pensées* (logismoi) *de l'âme*[12]." *Notre cœur est donc le siège de notre esprit et le premier organe corporel spirituel. Par conséquent, lorsque nous cherchons à surveiller et à redresser notre esprit par une sobriété rigoureuse, avec quoi le surveillerons-nous, si nous ne rassemblons pas notre intellect éparpillé au dehors par les sensations et si nous ne le ramenons pas vers le dedans, vers ce cœur même qui est le siège des pensées. C'est pourquoi Macaire, si justement appelé* « *bienheureux* » *poursuit immédiatement après :* C'est donc là qu'il faut regarder si la grâce y a gravé les lois de l'Esprit (*ibid.*). *Où, là ? Dans la faculté maîtresse, le trône de la grâce, là où se trouvent l'intellect et toutes les pensées de l'âme, c'est-à-dire dans le cœur*[13] . »

Une conception cohérente de la vie spirituelle

La pratique de la vie spirituelle dans l'Église orthodoxe, telle que l'ont enseignée une longue lignée de saints et d'auteurs ascétiques qui s'échelonnent du IVe siècle au XXIe, et dont les *Vies* et les écrits nourrissent toujours les moines, les moniales et les fidèles fervents, est en pleine cohérence avec l'anthropologie dont on vient de retracer les lignes maîtresses.

À la base de cette spiritualité se trouve la conviction, fondée sur l'Écriture et sur l'expérience des saints, que la Loi qui régit le peuple de Dieu sous le Nouveau Testament n'est plus une loi extérieure, inscrite sur des tables de pierre comme la Loi de Moïse, infiniment vénérable, mais qui n'était que la figure et l'ombre des réalités à venir, instaurées par la venue du Christ. La Loi nouvelle est gravée sur des cœurs de chair par l'Esprit-Saint : « *Je vous donnerai un cœur nouveau, je mettrai en vous un esprit nouveau, j'ôterai de votre chair le cœur de pierre et je vous donnerai un cœur de chair ; je mettrai mon Esprit en vous et je ferai que vous marchiez selon mes lois et que vous observiez et suiviez mes préceptes* » (Ez., 36, 26-27).

Greffée sur la conscience morale qui, chez le baptisé, en est la première manifestation, cette Loi intérieure consiste en des lumières, des attraits et des motions intimes qui inclinent l'homme, sans violenter sa liberté, à agir selon la divine volonté. C'est pourquoi saint Jean Climaque – le maître par excellence de la spiritualité orthodoxe – insiste tellement sur l'attention à la voix de la conscience et sur la sensibilité spirituelle :

« *Que notre conscience soit, après Dieu, notre direction et notre règle en toute chose, afin que, sachant d'où souffle le vent, nous puissions tendre nos voiles en conséquence*[14]. »

« *La vie monastique doit être vécue avec un profond sentiment du cœur, qui anime les actions, les paroles, les pensées et les mouvements. Sinon, ce ne sera pas une vie monastique, encore moins une vie angélique*[15]. »

« *La sensibilité de l'âme est une qualité qui lui est propre, mais le péché meurtrit ce sens spirituel. L'éveil de ce sens produit la cessation ou la diminution du mal, et c'est un fruit de la conscience. Et la conscience est la parole et le reproche de l'ange gardien qui nous est donné depuis le moment de notre baptême*[16]. »

Pour Jean Climaque, le plein développement de cette sensibilité spirituelle marque le sommet de la vie spirituelle ici-bas :

« *Celui à qui un tel état est accordé, bien qu'il vive encore dans la chair, devient la demeure de Dieu, et Dieu gouverne toutes ses paroles, ses œuvres et ses pensées. Aussi, intérieurement illuminé, perçoit-il la volonté du Seigneur comme une voix intérieure. Il est au-dessus de tout enseignement humain et dit : " Quand m'en irai-je et verrai-je la face de Dieu ? "* (Ps., 41, 3) *car je ne puis plus supporter la violence de mon amour ; je désire avidement cette immortelle beauté que tu m'avais donnée à la place de cette argile*[17]. »

Cependant, cette voix intérieure reste discrète, elle est ordinairement ténue comme une brise légère (cf. I Rois, 19, 11-12). Surtout dans les premières étapes de la vie spirituelle, l'attrait vers les satisfactions sensibles et déréglées sera souvent perçu plus vivement que la motion intime de l'Esprit-Saint. C'est pourquoi les lois et les préceptes extérieurs gardent un rôle indispensable dans le vie du chrétien, mais ce rôle est essentiellement pédagogique. Pour le chrétien qui veut développer en lui la grâce reçue au baptême, il s'agira toujours beaucoup moins de construire comme artificiellement, à grand renfort de considérations persuasives ou de sentiments provoqués au moyen de l'imagination, son amour pour Dieu et sa tendance vers le bien, que de les découvrir en lui-même, déjà secrètement présents et agissants, et de leur permettre d'intégrer toutes ses pensées et ses vouloirs, jusqu'à ce qu'ils deviennent pour lui comme une seconde nature.

Une telle conception de la vie spirituelle suppose évidemment une autre anthropologie que celle qui a souvent prévalu en Occident et qui réduit la vie de l'âme aux mouvements de la sensibilité, à l'activité discursive et raisonnante de l'intelligence et aux vouloirs délibérés de la volonté, méconnaissant le rôle de l'esprit et du cœur de l'homme, et le don de l'Esprit divin.

Le repentir, clef de la vie en Christ

Tel l'enfant prodigue de l'Évangile (cf. Lc, 15, 11 s.), l'homme a dilapidé l'héritage paternel et s'est éloigné vers ce que les Pères ont appelé « la région de la dissemblance ». Il a cherché à satisfaire dans des biens créés et dans des jouissances égoïstes le désir de bonheur inné en lui, et qui ne peut trouver son accomplissement qu'en Dieu. S'il rentre en lui-même et réalise la vanité d'une telle quête, il en vient à concevoir dans son cœur une douleur profonde de s'être ainsi laissé égarer loin de Dieu. Cette affliction (*penthos*), cette « componction » (*katanyxis*) du cœur, sera l'une des composantes fondamentales de l'attitude intérieure du chrétien fervent. Il ne s'agit pas d'un souvenir détaillé des péchés commis, ni d'une simple émotion de la sensibilité à leur évocation ; encore moins d'un complexe de culpabilité qui naîtrait en nous de ce que nous nous sentons inférieurs à l'image idéale que nous voudrions réaliser, et surtout donner de nous-même à autrui. Ce ne serait là que repli égoïste et malsain sur soi-même. Le péché est une infidélité à l'égard d'un Dieu qui nous aime et qui est notre unique source de bonheur et de vie véritables. Il atteint essentiellement notre relation à Dieu, et le repentir est le retour de l'enfant prodigue vers son Père : « *Père, j'ai péché contre toi, pardonne-moi.* »

Le temps du repentir ne se limite pas seulement à la période initiale de la conversion. Il s'étend à la vie entière du vrai chrétien, l'imprégnant de sérieux et de gravité, mais aussi d'une paix et d'une joie profondes. L'un des grands spirituels russes du XIXe siècle, saint Théophane le Reclus, se faisait l'écho de toute la tradition quand il écrivait :

« *Le sentiment de repentir est un élément essentiel du véritable progrès spirituel, et quiconque s'en évade s'écarte de la bonne voie. Le repentir est le point de départ et la pierre de fondation de notre vie nouvelle dans le Christ, et il doit être présent non seulement au début, mais durant tout le cours de notre croissance dans le Christ, s'approfondissant à mesure que nous avançons. En atteignant la maturité spirituelle, l'homme acquiert une conscience aiguë de son péché et de sa corruption. Sa contrition et son repentir deviennent de plus en plus profonds. Les larmes sont la mesure du progrès, et les larmes incessantes sont le signe que la purification approche*[18]. »

Nous touchons ici au point le plus fondamental de la voie tracée par les maîtres spirituels de l'Église orthodoxe au long des siècles. En un sens, tout se résume dans la componction du cœur. Comme l'écrivait encore Théophane le Reclus:

« *C'est le péché qui attire l'Esprit-Saint vers l'homme. Le péché que l'homme voit en lui-même et désavoue, qu'il reconnaît et regrette, c'est cette sorte de péché qui l'attire. Plus l'homme voit son péché et gémit sur lui-même, plus il est agréable et accessible à l'Esprit-Saint, qui, comme un médecin, vient vers ceux-là seulement qui se reconnaissent malades*[19]. »

Le combat invisible

Par le baptême, l'homme a été délivré de la captivité du démon. L'inclination vers le mal, les tentations, n'ont plus pour lui le caractère nécessitant de ce que l'apôtre Paul appelait la « loi du péché » (cf. Rom., 8, 2), qui, malgré les remords de sa conscience, l'entraînait irrésistiblement vers le mal. L'Esprit-Saint qui désormais habite dans son cœur éveille en lui une attirance efficace vers Dieu et les choses qui plaisent à Dieu, attirance qui le fortifie contre les séductions du mal et le rend capable, s'il y consent, d'y résister victorieusement. Néanmoins, ces séductions demeurent, et le baptisé continue à en ressentir l'attrait. Son cœur demeure ainsi le lieu d'un combat redoutable entre les sollicitations de l'Esprit-Saint et les « pensées » (*logismi*) mauvaises, le terme de *logismos* désignant dans le vocabulaire des Pères les mouvements intérieurs, les attraits et les pensées qui entraînent vers le mal. Il se déroule en nous un combat spirituel plus ardu que la guerre visible[20], disait Philothée le Sinaïte. Macaire d'Égypte nous révèle les dimensions de ce combat redoutable :

« *Celui qui renonce véritablement au monde, qui s'est arraché aux vaines convoitises, aux plaisirs charnels, à la gloire, au pouvoir, aux honneurs humains, qui s'en éloigne de tout son cœur, celui-là découvre en lui-même des ennemis secrets, des passions cachées, des attaches invisibles, une guerre occulte, une lutte et un combat dissimulés. Alors il implore le Seigneur et reçoit du ciel les armes de l'Esprit, comme le dit le bienheureux Apôtre* : " *La cuirasse de justice, le casque du salut, le bouclier de la foi, le glaive de l'Esprit* " (Eph., 6, 14 s.). *Ainsi armé, il pourra* résister aux manœuvres secrètes du Malin[21] (Eph., 6, 11). »

« *La plupart des hommes qui veulent pourtant plaire à Dieu, par défaut de connaissance véritable, ne fatiguent que leur chair. Mais c'est par l'esprit, par les pensées et par les vouloirs intimes et secrets, qu'il faut que l'homme de Dieu combatte. C'est là le vrai combat selon Dieu de l'âme contre les multiples suggestions invisibles des puissances mauvaises. " Nous n'avons pas,* est-il écrit, *à combattre contre le sang et la chair, mais contre les Principautés et les Puissances* " (démoniaques) (Eph., 6,12). *Or ces esprits du mal, invisibles et incorporels, l'emportent sur les ennemis visibles autant que l'âme invisible et incorporelle l'emporte sur l'épaisseur des corps. Il doit donc y avoir dans l'homme intérieur un combat et une lutte invisibles et incorporels. Ce combat, nos Pères l'ont mené dès l'origine, bien qu'ils aient paru extérieurement semblables au reste des hommes*[22]. »

Ce qui importe, ce n'est pas tellement que le succès couronne nos efforts : il ne peut être qu'un don de Dieu. Mais c'est le témoignage que l'homme donne de son bon vouloir, de la sincérité de son désir, par des efforts peut-être infructueux, mais inlassablement répétés :

« *En effet, même si un petit enfant ne peut rien faire de lui-même et est incapable d'aller vers sa propre mère sur ses propres jambes, du moins il se roule par terre, crie et pleure en cherchant sa mère. Et la mère a compassion de lui et se réjouit de voir le tout-petit la chercher avec effort en poussant des cris ; et puisque le petit enfant est incapable d'aller vers elle, c'est la mère elle-même qui, à cause du grand désir qu'il a d'elle et prisonnière de son amour pour l'enfant, le soulève dans ses bras, le cajole et le nourrit avec une grande tendresse. C'est là ce que le Dieu ami des hommes fait lui aussi à l'égard de l'âme qui vient à lui et le désire avec ardeur*[23]. »

Lorsque l'homme aura combattu longtemps avec une grande endurance, prié et supplié le Seigneur, et donné des témoignages irrécusables de son libre choix en faveur de la volonté divine et des biens du Royaume de Dieu, une nouvelle phase de la vie spirituelle pourra commencer. Elle comportera de multiples modalités, mais ce qui la caractérise fondamentalement est son caractère expérimental. Macaire, interprétant spirituellement le récit du passage de la mer Rouge dans le livre de l'Exode, y voit une figure de la libération de l'âme qui, désormais, n'a plus l'impression de combattre seule contre les tentations qui la harcelaient et ne se sent plus acculée à une défaite inéluctable, parce que le Saint-Esprit agit maintenant en elle d'une façon manifeste :

« *Quand donc l'âme désespère d'elle-même et n'en peut plus, à cause de l'excessive tribulation qu'elle subit et de la mort qui est devant ses yeux, à l'instant même, « d'une main puissante et à bras étendu* » (Ex., 14, 31), *par l'illumination du Saint-Esprit, Dieu brise la puissance des ténèbres, l'âme franchit les lieux redoutables et traverse la mer des ténèbres et du feu dévorant. Ce sont là les mystères de l'âme, lesquels s'accomplissent réellement dans l'homme qui s'efforce d'atteindre la Vie promise et qui, délivré du règne de la mort, reçoit de Dieu comme gage la participation au Saint-Esprit. Ensuite, l'âme, délivrée de ses ennemis, ayant traversé l'océan amer grâce à la puissance divine, voit périr devant ses yeux les ennemis dont elle était auparavant l'esclave* (cf. Ex., 14, 30-31), *et elle exulte d'une joie ineffable ; glorifiée, elle reçoit de Dieu la consolation et se repose dans le Seigneur. Alors, l'Esprit qu'elle a reçu chante à Dieu un cantique nouveau sur le tambourin, c'est-à-dire avec le corps, et sur la cithare, c'est-à-dire sur les cordes spirituelles de l'âme et sur les pensées les plus subtiles, avec le plectre de la grâce divine, et il adresse des louanges au Christ vivificateur. En effet, tel le souffle qui traverse la flûte en produisant un son, le Saint-Esprit chante à travers les saints et les hommes spirituels, et prie Dieu dans la pureté du cœur*[24]. »

La « sobriété spirituelle » et la « prière monologique »

Avant d'accéder à cette seconde phase de la vie spirituelle, l'homme doit donc s'exercer longuement au combat spirituel contre les tentations et les passions mauvaises, en s'efforçant de purifier ses désirs et son agressivité. Depuis Évagre le Pontique, cette première période de la vie spirituelle porte le nom de *praktikè*, que l'on pourrait traduire par « phase active », tandis que la seconde, la *théorétikè*, constitue la « phase contemplative ».

Celui qui entre dans les voies de la *praktikè* peut croire que l'essentiel est de mener une ascèse rigoureuse, de jeûner jusqu'à la limite de ses forces, de réduire son sommeil à l'extrême, de se retirer dans la solitude. Il peut aussi, pensant progresser ainsi dans la prière, s'efforcer d'exciter sa sensibilité et son imagination, en les appliquant par exemple aux divers épisodes de la vie terrestre du Christ, afin de ressentir des sentiments ardents de ferveur et d'amour de Dieu ; ou encore, il peut tenter de concevoir, à force de raisonnement et de réflexion, des pensées d'une grande élévation.

À l'égard d'un tel programme, le jugement des Pères est unanime : en suivant pareille voie, au gré de son propre jugement, le débutant ne fera jamais le moindre progrès, et tombera le plus souvent dans de dangereuses illusions.

Pour éviter de semblables errements, la première recommandation que formule la tradition est de se mettre à l'école d'un Père spirituel. Le premier pas dans la bonne voie consiste non pas à choisir, selon son attrait, tel genre de vie, telle pratique, telle manière de prier, mais à aller trouver un Père spirituel, à lui demander : « Que dois-je faire ? »

et à lui obéir en tout, avec une entière ouverture de cœur.

À l'école de ce Père spirituel, le débutant apprendra avant tout à pratiquer la « sobriété spirituelle » (*nèpsis*), terme qui désigne la vigilance, l'attention, la garde du cœur à l'égard des « pensées ». Cette *nèpsis* est tellement caractéristique de l'enseignement des Pères, que tous ceux dont les écrits ont été compilés, à la fin du XVIIIe siècle, au mont Athos, dans un recueil appelé la *Philocalie* (nom qui signifie « amour de la beauté », « recueil de beaux textes »), ont reçu l'appellation de « saints Pères neptiques ».

La méthode « neptique » nous est présentée par la *Philocalie* comme un moyen court et facile, qui conduit au but « sans peine ni douleur » (Nicéphore le Solitaire). Il ne faut pas se leurrer cependant : cela ne signifie pas qu'elle ne demande pas d'effort, bien au contraire. Mais elle évite à celui qui cherche Dieu, beaucoup de peines inutiles et de pertes de temps, en mesurant exactement son effort au but poursuivi et en l'appliquant là où il sera le plus efficace.

La pièce maîtresse de cette stratégie est la lutte contre les « pensées ». Une vigilance et un discernement sans faille sont constamment requis, d'autant plus que Satan est habile à se transformer en ange de lumière, et que la tentation peut souvent se dissimuler sous une apparence de bien. Le but est de nous conduire à une entière désappropriation de l'usage de nos facultés – sensibilité, mémoire, intelligence, volonté – pour que celles-ci deviennent de plus en plus disponibles à la motion intérieure de l'Esprit-Saint, en sorte que ce ne soit plus nous qui vivions, mais le Christ en nous.

Pour cela, nous devons être extrêmement vigilants non seulement à l'égard des tentations proprement dites, mais aussi à l'égard de toutes les constructions et rêveries de notre imagination, de toutes les réactions de notre sensibilité et de notre susceptibilité, de toutes les réflexions, interprétations et théories que notre raison raisonnante veut élaborer à propos de tout. Il faut savoir que nous pouvons nous payer de fausse monnaie, nous mentir à nous-mêmes, chercher des excuses à nos péchés, prendre pour un bien ce qui est un mal : ici, le discernement du Père spirituel, à qui le disciple doit manifester ses pensées, s'avère indispensable. Le Père spirituel, toutefois, n'est pas un psychanalyste. Il aide son disciple à voir clair en lui-même et dissipe ses illusions. Mais la vie spirituelle se joue au niveau conscient du psychisme; l'homme n'est responsable devant Dieu que de son agir conscient et volontaire, – mais Dieu seul, qui voit le fond des cœurs, sait dans quelle mesure un homme jouit de sa liberté, ou subit des pulsions irrésistibles. Des éléments subconscients peuvent perturber le comportement, mais, comme tels, ils n'affectent pas nécessairement la vie spirituelle. Des traumatismes psychologiques pouvant remonter à la petite enfance expliquent la nature, la fréquence, l'intensité de certaines tentations : jalousie, gourmandise, paresse, désespoir, etc. ; dans la plupart des cas, ils n'aliènent pas la liberté, ni ne constituent une excuse au péché ; celui qui y est sujet peut combattre et finalement vaincre de telles tentations, avec l'aide de Dieu.

Dès que, grâce à notre vigilance, et éventuellement au discernement de notre Père spirituel, nous avons décelé en nous l'apparition d'une pensée mauvaise, ou inutile et superflue, nous devons, sans entamer avec elle de discussion, la briser aussitôt contre le Christ, en l'appelant à notre aide. La formule habituellement conseillée par les Pères, déjà en usage au désert de Scété au IVe siècle, ou au Ve au plus tard, est la prière de Jésus, ainsi appelée parce que le nom de Jésus en est l'élément essentiel : « Seigneur Jésus-Christ, aie pitié de moi ! », ou : « Seigneur Jésus-Christ, Fils de Dieu, aie pitié de moi, pécheur ! »

Employée inlassablement comme moyen privilégié de lutte contre les tentations et les pensées, la prière de Jésus est en même temps la pratique qui achemine le plus sûrement l'homme vers le plein développement en lui du don de l'Esprit-Saint. Non seulement elle opère la purification des passions de l'irascible et du concupiscible, conduisant l'homme à l'*apathéia*, cette « impassibilité » qui, loin de signifier une insensibilité, est synonyme de pureté et de paix profonde du cœur, et implique que les vertus évangéliques soient désormais pratiquées avec l'aisance et la spontanéité d'une « seconde nature », mais elle dépouille aussi l'intellect de la multiplicité des considérations et des réflexions, l'amenant à la parfaite simplicité du regard et le faisant accéder à ce que les Pères appelaient contemplation (*théoria*) et théologie, entendant par là une connaissance de Dieu émerveillée, intuitive et savoureuse, pouvant s'exprimer en des hymnes inspirées. Il atteint en même temps à une prière continuelle, qui ne consiste plus dans une succession d'actes multiples de prière, mais dans un état stable, dans une orientation constante du cœur vers Dieu. Le patriarche Calliste, faisant allusion aux paroles du Christ à la Samaritaine (cf. Jn, 4, 13-14), dans un court traité qui est un des joyaux de la *Philocalie*, disait :

« *C'est une eau vive et jaillissante qui sourd de l'âme comme d'une source intarissable. C'est elle qui habitait l'âme d'Ignace le Théophore et lui faisait dire : " Ce que j'ai en moi, ce n'est pas un feu avide de matière, c'est une eau qui agit et qui parle. " La bénie, que dis-je, la trois fois bénie sobriété de l'âme ressemble à une eau qui sourd et jaillit de la profondeur du cœur. L'eau qui jaillit d'une source en remplit le bassin ; celle qui jaillit du cœur et que l'Esprit, pour ainsi parler, met sans cesse en mouvement, remplit l'homme intérieur tout entier de la rosée divine et de l'Esprit, tandis qu'elle rend de feu l'homme extérieur*[25]. »

La méthode psycho-physique de prière

Au XIVe siècle, le mont Athos était devenu le principal centre spirituel de l'Église orthodoxe. Un mouvement que l'on appelle l'hésychasme, – terme qui dérive du mot grec *hésychia*, lequel signifie à la fois la solitude physique de l'ermite, et le calme intérieur, le silence des « pensées » – s'y était développé et allait rayonner sur tout le monde orthodoxe.

Par leur action et leurs écrits, les hésychastes athonites diffusaient et précisaient l'enseignement traditionnel sur la pratique de la prière monologique. Comme leurs devanciers, ils enseignaient que, puisque notre intellect est dissipé par la multitude des pensées qui le dispersent et le sollicitent au péché, il faut le faire rentrer dans le cœur, c'est-à-dire, dans un premier temps, le recueillir activement, par un effort d'attention et en invoquant le nom de Jésus ; puis, dans un second temps, l'action de la grâce se faisant plus perceptible dans le cœur, laisser la douceur intime de celle-ci agir et rassembler elle-même l'intellect.

Mais, pensaient-ils – et en cela ils se fondaient aussi sur des données traditionnelles –, puisque le cœur corporel et l'esprit de l'homme sont étroitement unis et se compénètrent, en quelque sorte, le premier étant l'organe du second, le recueillement sera favorisé par un comportement corporel correspondant, qui nous est ainsi décrit par Calliste et Ignace Xanthopoulos :

« *Assieds-toi sur ton escabeau, dans une cellule tranquille et obscure, rassemble ton esprit de son habituelle distraction et de son vagabondage ; pousse-le alors lentement dans ton cœur en même temps que ton souffle et attache-toi à la prière : " Seigneur Jésus-Christ, Fils de Dieu, aie pitié de moi ! " Je m'explique : parallèlement au souffle, introduis, pour ainsi dire, les paroles de la prière*[26]. »

Il est facile d'ironiser sur la physiologie « dépassée » que semblent impliquer ces propos. En réalité, elle ne fonde pas la méthode : elle a plutôt servi à la justifier a posteriori. C'est leur expérience qui a révélé à ces spirituels une mystérieuse, mais indéniable, liaison entre le souffle, et donc les poumons, le cœur physique, et l'esprit (ou l'intellect).

Il ne s'agit d'ailleurs pas d'une méthode au sens strict, apte à produire d'elle-même le résultat escompté, mais d'un adjuvant, non négligeable d'ailleurs, qui manifeste l'harmonie qui existe entre l'ordre de la nature et celui de la grâce. Les Pères étaient profondément conscients de l'absolue gratuité des dons de Dieu.

Une ascèse de transfiguration

La primauté accordée à la sobriété spirituelle ne signifie pas que l'ascèse corporelle doive être négligée. Au contraire, les Pères l'ont toujours considérée comme un auxiliaire précieux et indispensable de la garde du cœur. C'était déjà l'opinion des Pères du désert :

La question fut posée à l'abbé Agathon : « *Qu'est-ce qui est meilleur : l'ascèse corporelle, ou la garde du cœur ?* » L'Ancien répondit : « *L'homme est semblable à un arbre : l'ascèse corporelle, c'est le feuillage, et la garde du cœur, le fruit. Puisque, selon l'Écriture, " tout arbre ne produisant pas de bons fruits sera coupé et jeté au feu "* (Mt, 3, 10), *il est clair que tout notre soin est pour le fruit, c'est-à-dire pour la garde du cœur ; mais il faut aussi la protection et l'ornement des feuilles, qui sont l'ascèse corporelle*[27]. »

Plusieurs siècles après, l'un des maîtres spirituels du Sinaï, Philothée le Sinaïte, dont les écrits ont été introduits dans la Philocalie, y insistait lui aussi :

« *L'homme qui use d'une certaine violence contre ses cinq sens pour les mater et leur interdire de nuire à son âme, rend beaucoup plus facile à l'esprit le combat intérieur du cœur ; il repousse le monde extérieur par certaines ressources, lutte contre ses pensées nées de lui, au moyen d'astuces spirituelles : il brime par la fatigue des veilles les plaisirs charnels, il se prive sur le boire et le manger, et il réduit assez le corps pour faciliter à l'avance la guerre du cœur*[28]. »

Cette ascèse ne procède pas d'une mésestime du corps, ni d'une volonté de dégager l'âme de la matière ; elle résulte au contraire d'une vive conscience de l'unité du composé humain. Pour les Pères, le lien est tellement étroit entre le corps, l'âme et l'esprit, que toute attitude intérieure doit « prendre corps » dans un comportement extérieur. Non seulement ces comportements expriment les sentiments et les dispositions intérieurs, mais ils leur permettent d'être réels, et non pas seulement imaginaires. Le renoncement à l'*ego*, à toutes ses manifestations, l'humilité de l'âme et l'amour sans partage du Christ, ne s'inscriront dans l'être profond de l'homme, dans son cœur, que s'ils s'incarnent dans des pratiques corporelles comme le jeûne, les veilles, par lesquelles nous retranchons une part de notre sommeil pour prier dans le silence de la nuit, le renoncement au confort et à la recherche des aises du corps.

L'ascèse implique donc un renoncement au plaisir, elle impose une souffrance. Mais celle-ci n'est pas recherchée comme si elle était une valeur en soi, ou une monnaie d'échange dans nos rapports avec Dieu. De même que les Pères de l'Église se refusaient à toute considération doloriste de la croix du Christ, dans laquelle ils voyaient avant tout l'arme victorieuse du Sauveur qui, par elle, avait triomphé de Satan et du péché ; de même aussi que les martyrs, à travers leurs supplices, avaient conscience d'être les athlètes victorieux du Christ, les moines et les saints de l'Église orthodoxe ont toujours vu dans la souffrance un moyen de transfigurer le corps, de le faire participer à la victoire pascale du Christ.

L'ascèse doit toujours être réglée par le discernement et l'obéissance au Père spirituel. La discrétion ne doit pas être confondue avec une honnête médiocrité. Il s'agit de vérifier l'authenticité des motivations et de proportionner les exigences extérieures à la mesure de grâce donnée par l'Esprit-Saint. Si l'Esprit y incite, ce qui peut sembler excessif au regard des normes communes, loin de porter atteinte à l'intégrité psychique et spirituelle du sujet, la favorisera au contraire, comme en témoignent d'innombrables vies de saints. Inversement, ce qu'un Père spirituel pourra requérir d'une âme faible, d'un pécheur qui tente de se ressaisir, sera parfois d'une étonnante condescendance.

Les critères qui permettent d'en juger sont les signes classiques du discernement des esprits, déjà décrits par saint Antoine le Grand : quel est le parti dont l'adoption sauvegardera le mieux, chez le sujet, la paix de l'âme, la douceur, l'absence de raideur et d'aigreur ? Au contraire, on se tiendra en garde envers tout ce qui s'accompagne de trouble, de mauvaise tristesse et d'inquiétude. Rien cependant ne peut suppléer au discernement d'un Père spirituel doué d'une sensibilité intérieure aiguisée, éveillée en lui par l'Esprit-Saint.

De la prière vocale à la contemplation

La prière de Jésus n'est pas le seul mode de prière qui soit employé dans l'Église orthodoxe. Les offices liturgiques y tiennent une grande place ; en outre, de nombreuses formules de prières privées sont couramment utilisées comme prières du matin et du soir, et dans diverses circonstances. En revanche, ce qu'on a appelé en Occident « oraison mentale » y est à peu près inconnu. Les maîtres spirituels orthodoxes ont toujours été très réservés à l'égard des méthodes d'oraison qui usent largement du raisonnement et de l'affectivité. Pour eux, la forme normale de la prière, tant que le chrétien n'est pas très avancé dans la vie spirituelle, est la prière vocale, mais une prière vocale attentive. Une prière faite avec négligence, par pure routine, non seulement ne produirait aucun fruit, mais offenserait Dieu. Selon une expression de saint Jean Climaque, « *il faut enfermer l'intellect dans les mots*[29] ». C'est-à-dire que lorsque l'on prie, il faut non seulement ne pas laisser vagabonder ses pensées et les ramener constamment au point où l'on en était de sa prière, mais aussi être uniquement attentif à ce que l'on dit à Dieu, sans réfléchir sur ce que l'on dit, sans chercher à susciter en soi-même des sentiments plus ou moins forcés.

Dans son livre sur *La Russie monastique*, le Père Victor Arminjon résume l'enseignement sur ce point d'un grand spirituel russe du XIXe siècle, saint Ignace Briantchaninov ; ce qui est dit ici des moines vaut également, *mutatis mutandis*, des laïcs fervents qui ont eux aussi leur « règle de prière » personnelle, donnée par leur Père spirituel, et dont ils s'acquittent quotidiennement :

« *Il* (saint Ignace) *se montre tout à fait sceptique à l'égard d'une soi-disant prière personnelle qui trouverait son aliment dans l'imagination, l'amour-propre mal camouflé, la sensibilité insuffisamment contrôlée. Au moine rentré dans sa cellule après avoir exercé sa fonction de prière publique et officielle* [...] *au chœur* [...], *il propose un autre office de prières individuelles, à réciter tout seul. Il insiste pour que l'on y soit fidèle. Il affirme que la répétition de prières traditionnelles, élaborées par des maîtres avertis, nourris et abreuvés aux meilleures sources scripturaires et patristiques – les meilleures sources étant les Pères de l'Église et l'Écriture sainte – ont bien plus d'importance et de valeur que tout ce que l'on pourrait inventer soi-même. Ces prières « de règle » en même temps que privées, bien rodées par les moines au cours des siècles, offrent une richesse d'expression et un rythme poétique qui n'interdisent pas un légitime agrément pour celui qui les récite*[30]. »

S'il est fidèle à pratiquer cette prière « active », faite de la récitation des psaumes et de prières composées par des saints au cours des siècles, s'il s'applique en même temps à purifier son cœur par la pratique de l'ascèse et la récitation de la prière de Jésus, sous la conduite de son Père spirituel, le chrétien peut parvenir, s'il plaît à Dieu, à des expériences spirituelles beaucoup plus lumineuses. Comme l'enseignait déjà Macaire d'Égypte : « *Quand la grâce a enlevé le sombre voile qui enténébrait l'âme, celle-ci, purifiée et rentrée en possession de sa véritable nature, créée irréprochable et pure, contemple sans cesse en toute pureté la gloire de la vraie lumière et le vrai soleil de justice, qui brille dans le cœur lui-même*[31]. »

Un premier aspect de la contemplation, qu'Évagre le Pontique appelait « contemplation de la nature » (*théoria physikè*) consiste en la façon dont un homme au cœur vraiment purifié considère les réalités créées. En tout, il dépasse comme d'instinct la superficie des choses, leurs attraits purement terrestres, pour y découvrir et y goûter la présence et l'action de Dieu. Au lieu d'éveiller en lui un appétit de jouissance égoïste, toutes les créatures lui parlent de l'amour de Dieu pour les hommes, et pour lui en particulier. Il possède une sorte d'instinct divin qui lui fait percevoir les intentions créatrices qui s'expriment dans la nature, et le doigt de Dieu dans les événements. Pour celui qui a reçu du Saint-Esprit ce regard nouveau, le monde devient comme un immense buisson ardent, où transparaît la splendeur de Dieu.

L'« interprétation spirituelle » de l'Écriture, c'est-à-dire sa lecture faite avec un cœur purifié et éclairé par l'Esprit-Saint, est aussi une forme de *théoria* : le lecteur ne s'arrête plus à la lettre, à l'écorce historique et anecdotique des faits du passé biblique, mais il y découvre la parole vivante de Dieu, adressée à lui personnellement, qui sans cesse l'appelle à la conversion et lui annonce son salut dans le Christ. Dans l'histoire du Peuple de Dieu de l'Ancien Testament, il lit celle des interventions merveilleuses de Dieu dans la vie de l'Église et dans la sienne propre.

Dans sa prière, l'homme au cœur pur pourra parfois être si profondément saisi par Dieu, dont il expérimente la présence intime dans le silence des images et des concepts, qu'il sera comme arraché au monde présent et goûtera les prémices de la béatitude à venir. À cette expérience, à laquelle n'accède qu'un petit nombre, les auteurs spirituels associent souvent les larmes. Larmes silencieuses et paisibles, qui ne sont plus seulement celles du repentir, mais qui témoignent de la transfiguration de l'être entier par le grâce divine. « Baptême dans l'Esprit-Saint » qui donne l'assurance expérimentale du pardon du Père céleste et la pleine certitude d'être aimé de lui, en son Fils Jésus-Christ.

En même temps, la nouvelle création du cœur par l'Esprit-Saint amène l'homme à cet état de prière constante que nous avons déjà évoqué. L'emprise de l'amour divin sur l'âme est devenue si profonde et si universelle que toutes ses actions et toutes ses attitudes en procèdent comme spontanément. Toute la vie devient alors prière, parce qu'elle est tout entière orientée vers Dieu, tout entière sous la mouvance de l'Esprit-Saint, tout entière vécue dans le Christ, sans aucun retour sur soi, sans aucune recherche d'amour-propre, autant qu'il est possible à la faiblesse humaine. Le cœur de l'homme est redevenu ce qu'il était avant la chute : le lieu d'une liturgie perpétuelle, d'où l'encens de la prière monte sans cesse vers Dieu.

Cependant, le corps, l'âme et l'esprit de l'homme ne seront pleinement transfigurés par la puissance de l'Esprit-Saint que lorsque l'hiver de cette vie sera passé et que paraîtra le printemps de la Résurrection. Et même alors, nous dit saint Jean Climaque, « *la parfaite perfection des parfaits sera toujours à parfaire*[32] », et la divine charité étant sans terme, « *nous ne cesserons d'y progresser, que ce soit dans le siècle présent, que ce soit dans le siècle futur, ajoutant sans cesse lumière sur lumière*[33] ».

Table des sigles

SC : Coll. *Sources chrétiennes*, Cerf, Paris.
SO : Coll. *Spiritualité orientale*, Abbaye de Bellefontaine.

Notes

1. Plotin, *Ennéades*, IV, 8, 1 ; trad. Bréhier.

2. Saint Macaire d'Égypte, *Homélies spirituelles*, 15,10 ; *SC* 40, p. 183. *L'homme créé à l'image de Dieu.*

3. Dorothée de Gaza, *Instructions*, II, 39 ; SC 92, p. 207.

4. Saint Jean Climaque, *L'Échelle sainte*, 15, 88 ; *SO* 24, p. 175-176.

5. Saint Macaire d'Égypte, *op. cit.*, 52,5 ; *SO* 40, p. 373.

6. J. Chevalier, *Écrin spirituel, ou doctrine des maîtres de la vie intérieure*, La Chapelle-Montligeon, 1924, p. 87.

7. Saint Macaire d'Égypte, *op. cit.*, 37,10 ; *SO* 40, p. 309.

8. *Ibid.*, 9, 1 et 7.

9. Diadoque de Photicé, *Cent chapitres gnostiques*, 89 ; *SC* 5 bis, p. 149.

10. Saint Jean Climaque, *op. cit.*, 26, 17 ; *SO* 24, p. 236.

11. Saint Athanase, *Vie et conduite de notre Père saint Antoine*, 20 ; *SO* 28, p. 39 s.

12. Saint Macaire d'Égypte, *op. cit.*, 15, 20 ; *SC* 40, p. 188.

13. Saint Grégoire Palamas, *Triades pour la défense des saints hésychastes*, 1, 2, 3 ; trad. Meyendorff, p. 80.

14. Saint Jean Climaque, *op. cit.*, 26, 5 ; *SO* 24, p. 232.

15. *Ibid.*, 26, 18 ; p. 236.

16. *Ibid.*, 26 R., 66 ; p. 272.

17. *Ibid.*, 29, 10 ; p. 303.

18. Théophane le Reclus cité dans *L'art de la prière, S.O.* 18, p. 308-309.

19. *Ibid.*, p. 310.

20. Philothée le Sinaïte, *Chapitres sur la sobriété*, 1.

21. Saint Macaire d'Égypte, *op. cit.*, 21, 5 ; *PO* 40, p. 234.

22. *Ibid.*, 53, 6 ; p. 379.

23. Saint Macaire d'Égypte, *op. cit.*, 46, 3 ; p. 339.

24. *Ibid.*, 47, 13-14 ; p. 347.

25. Calliste le Patriarche, *Sur la prière*, 5-6.

26. Caliste et Ignace Xanthopoulos, *Méthode pour ceux qui ont choisi de vivre dans l'hésychia.*

27. Abbé Agathon, *Apophtegmes de Pères*, Agathon, 8.

28. Philothée le Sinaïte, *Sur la sobriété*, 27.

29. Saint Jean Climaque, *op. cit.*, 28, 17 ; *SO* 24, p. 292.

30. V. Arminjon, *La Russie monastique*, Saint-Vincent-sur-Jabron, 1974, p. 123-124.

31. Saint Macaire d'Égypte, *op. cit.*, 17, 3 ; *SO* 40, p. 211.

32. Saint Jean Climaque, *op. cit.*, 29, 4 ; p. 301.

33. *Ibid.*, 26, 138 ; p. 259.

Bibliographie

Collectif
Mystère et dimensions de la personne (*Buisson Ardent. Cahiers Saint Silouane,* n° 8), Paris, 2002.

Deseille Pl.
Certitude de l'Invisible, Paris, 2002.

ID.
La spiritualité orthodoxe et la Philocalie (Coll. *Spiritualités vivantes*), 2e éd., Albin Michel, Paris, 2003.

Gelin A.
L'homme selon la Bible (Coll. *Foi vivante,* n° 75), Paris, 1968.

Gouillard J.
Petite Philocalie de la prière du cœur, Seuil, Paris, 1953 (repris dans la coll. *Points sagesse*).

Larchet J.-Cl.
Pour une éthique de la procréation. Éléments d'anthropologie patristique, Paris, 1998.

ID.
Ceci est mon corps. Le sens chrétien du corps selon les Pères de l'Église, Genève, 1996.

Principaux auteurs anciens cités

Agathon (Abbé), *IVe siècle - début du Ve*
Moine égyptien qui vécut au désert de Scété, où il eut de nombreux disciples.

Antoine (Saint), *251 - 356.*
Le premier des ascètes égyptiens qui se soit retiré au désert, fondant ainsi le monachisme proprement dit. Son exemple et son rayonnement suscitèrent d'innombrables vocations.

Athanase (Saint), *v. 295 - v. 373.*
Archevêque d'Alexandrie, il fut, dans la première moitié du IVe siècle, le principal adversaire de l'hérésie arienne, qui niait la pleine divinité du Verbe. Il entretenait des liens étroits avec saint Antoine, dont il écrivit la *Vie*, et avec les moines du désert.

Calliste Xanthopoulos, *deuxième moitié du XIVe siècle.*
Moine à Constantinople et au mont Athos, il fut nommé patriarche de Constantinople en 1397, sous le nom de Calliste II.

Clément d'Alexandrie, *v. 250 - v. 315.*
Philosophe et écrivain chrétien, il fut l'un des principaux artisans de la rencontre entre la philosophie grecque et la pensée chrétienne.

Diadoque de Photicé (Saint), *v. 400 - v.474.*
D'abord moine et supérieur d'une communauté, il devint évêque de Photicé, en Épire, vers 451.

Évagre le Pontique, *346 - 399.*
D'abord disciple, en Asie Mineure, des grands Cappadociens saint Basile et saint Grégoire le Théologien (ou : de Nazianze), il devint moine en Égypte au désert de Nitrie. Il est l'un des auteurs spirituels qui ont eu le plus d'influence sur le développement de la spiritualité grecque et syriaque, bien que certains aspects de son enseignement, dérivés d'hypothèses proposées par Origène, lui aient valu d'être condamné par le Ve concile œcuménique, en 553.

Grégoire de Nysse (Saint), *v. 335 - v. 394.*
Frère cadet de saint Basile, rhéteur laïc marié, puis évêque de Nysse, il a développé dans ses écrits une doctrine mystique d'une très grande élévation.

Grégoire Palamas (Saint), *v. 1296 - 1359.*
Moine au mont Athos, puis archevêque de Thessalonique, il fut le principal théologien du mouvement hésychaste au XIVe siècle.

Ignace Xanthopoulos, *deuxième moitié du XIVe siècle.*
Moine de Constantinople qui composa, en

collaboration avec Calliste, un traité sur la vie spirituelle, qui est un condensé de toute la *Philocalie.*

Jean Climaque (Saint), *575 - V. 650.*
D'abord ermite au Sinaï, puis higoumène du monastère qui porte aujourd'hui le nom de Sainte-Catherine, il est l'auteur d'une *Echelle sainte* qui est considérée comme le manuel par excellence de la spiritualité orthodoxe.

Macaire d'Égypte (Saint), *v. 300 - 390.*
Fondateur du centre semi-érémitique de Scété, en Égypte, et l'un des plus grands parmi les Pères du désert. Les *Homélies spirituelles* conservées sous son nom n'ont pas été rédigées par lui, mais elles lui sont contemporaines et l'on y trouve un enseignement spirituel très remarquable, qui s'accorde pleinement avec celui des Pères d'Égypte de cette époque.

Nicéphore le Solitaire, *deuxième moitié du XIIIe siècle.*
Moine italien devenu orthodoxe et moine au mont Athos, il est le premier témoin du renouveau hésychaste médiéval au mont Athos.

Origène, *v. 185 - v. 250.*
Le plus grand théologien de l'école d'Alexandrie, éditeur des différentes versions de l'Écriture sainte, et maître de l'exégèse spirituelle de la Bible. Son

influence sur le développement de la théologie chrétienne, du IIIe siècle au Moyen Âge, a été immense. Il mourut des suites des tortures subies pendant des mois sous la persécution de Dèce. Certains aspects de son enseignement, déformés et durcis par des disciples tardifs, lui valurent d'être condamné par le Ve concile œcuménique, en 553.

Philothée le Sinaïte, *dates inconnues, entre le VIIe et le XIVe siècles.*
Moine du monastère du mont Sinaï, il est l'auteur d'un traité sur la sobriété spirituelle, qui est contenu dans la *Philocalie.*

Plotin, *v. 205 - 270.*
Philosophe grec, formé à Alexandrie, et ayant enseigné à Rome, il est le fondateur du néo-platonisme, doctrine inspirée des écrits de Platon, mais de tonalité beaucoup plus spirituelle et mystique.

TABLE DES MATIÈRES

Achevé d'imprimer en France par PRÉSENCE GRAPHIQUE
2, rue de la Pinsonnière - 37260 MONTS
N° d'imprimeur : 062375886-02

Dépôt légal : novembre 2013